AF460726

TRAITÉ

SUR

LES MALADIES CHARBONNEUSES

COMPARÉES

A LA MALADIE DE SANG

CHEZ LES ANIMAUX DOMESTIQUES.

TRAITÉ

SUR

LES MALADIES CHARBONNEUSES

comparées à la Maladie de Sang

CHEZ LES ANIMAUX DOMESTIQUES

PAR

L. GILLET

Vétérinaire à Valençay (Indre), élève de l'École d'Alfort.

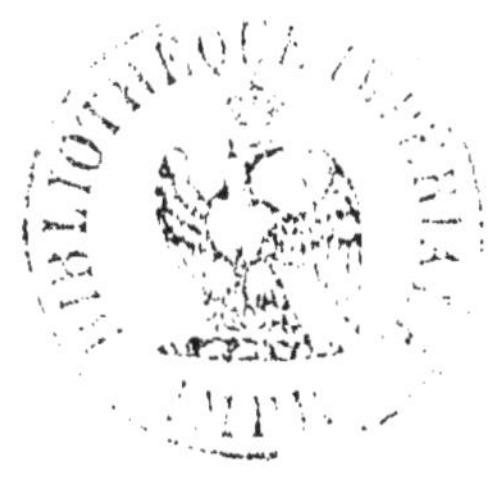

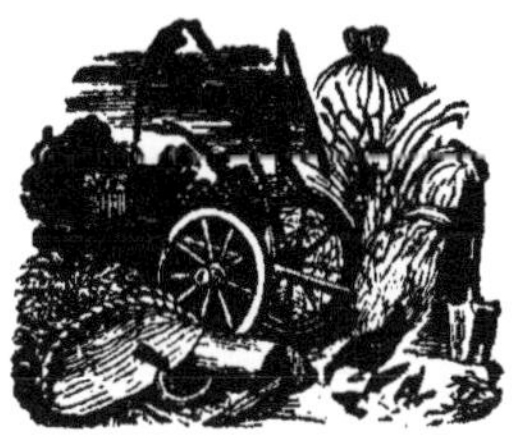

ROMORANTIN

IMPRIMERIE DE JOUBERT-MOREAU.

1854

AVERTISSEMENT.

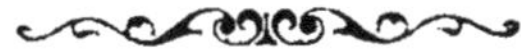

Depuis le mois de Mai 1806, époque à laquelle je suis sorti de l'École d'Alfort, j'ai constamment exercé l'art vétérinaire dans le canton de Selles-sur-Cher *(Loir-et-Cher)* et dans le canton de Valençay *(Indre)*.

Pendant ce long temps, j'ai vu et un grand nombre de fois revu les différentes maladies, auxquelles les animaux domestiques sont sujets.

Parmi ces maladies, il n'en est aucune qui ait autant fixé mon attention, et que j'aie aussi particulièrement étudiée, que celle qui est connue sous le nom d'Anthrax ou de Charbon.

Le traité que je publie aujourd'hui sur cette maladie, n'est pas le produit de théories hazardées, que souvent la seule imagination enfante et que les faits ne tardent pas à démentir. Il est le produit de ma longue expérience et d'une étude approfondie des faits.

Ma principale ambition, en le publiant, est d'être utile à mon pays, et particulièrement aux propriétaires de bestiaux ; et je serai heureux si, comme je l'espère, mes efforts persévérants peuvent être couronnés de succès. Je puis affirmer, toutefois, que l'on trouvera dans ce traité des idées qui n'ont encore été émises par personne, et dont l'exactitude n'en est pas moins constatée par l'expérience.

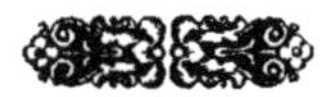

LE CHARBON.

Le Charbon est une maladie inflammatoire, très aiguë, très contagieuse, commune à l'homme et à toutes les espèces d'animaux domestiques, s'annonçant sous des formes variées, soit à l'intérieur, soit à l'extérieur du corps.

Toutes les parties de l'organisation, sauf les os et les cartilages, qui n'en présentent que rarement des traces, sont susceptibles d'en être le siége ; mais celles qui sont entourées d'un tissu cellulaire abondant y sont plus exposées que les autres.

Sous le rapport de la position qu'il occupe, le charbon a été divisé en deux classes : en charbon extérieur et en charbon intérieur. Mais cette classification n'est utile que pour désigner le lieu qu'occupe la maladie dont la nature est toujours la même, le charbon, d'ailleurs, pouvant être extérieur et intérie r en même temps.

SYMPTOMES DU CHARBON EXTÉRIEUR.

Le charbon extérieur s'annonce ordinairement par une tumeur qui paraît d'abord n'avoir son siége que dans le tissu cellulaire sous cutané. Elle est presque toujours, particulièrement chez le cheval, accompagnée d'une grande sensibilité, et marche rapidement vers une terminaison gangréneuse.

La peau, sur le point où la tumeur a commencé à paraître, est presque toujours dure, calleuse, et les poils dont elle est garnie sont secs et hérissés.

Il existe souvent au centre de l'engorgement une petite concrétion qui, lorsqu'elle est enlevée, laisse apercevoir une légère ouverture d'où suinte une sérosité peu abondante.

Contrairement à ce qui se remarque dans les phlegmons ordinaires, les bords de la tumeur, au lieu de diminuer d'élévation à mesure qu'ils s'éloignent du centre de l'engorgement pour disparaître insensiblement vers les parties environnantes, semblent marcher au fur et à mesure des progrès du mal, en conservant certaine élévation, jusqu'à l'endroit où se termine la tumeur.

Ces engorgements sont souvent accompagnés de prolongements qui s'étendent sous la peau, sous forme de ramifications, et qui sont vulgairement connus sous le nom de cordons.

Il y a certains engorgements charbonneux qui ne suivent pas la même marche, et qu'un œil peu exercé pourrait prendre pour des engorgements ordinaires et devant se terminer par la suppuration. Mais si l'on y fait une sérieuse attention, on remarque que ces engorgements charbonneux présentent, vers leur partie la plus basse, un caractère œdémateux, quand leur partie la plus élevée présente la dureté des phlegmons ordinaires.

Il y a aussi des engorgements charbonneux qui sont œdémateux dans toute leur étendue ; mais ce caractère œdémateux est toujours plus prononcé vers la partie la plus basse.

Le charbon extérieur ne s'annonce pas toujours par une tumeur. Il consiste souvent en une infiltration du tissu cellulaire sous cutané, sans qu'il y ait élévation de la peau. Ces infiltrations sont presque toujours accompagnées de crépitation, et l'humeur qui les constitue est ordinairement glaireuse, de couleur jaunâtre, et semblable à de la lie d'huile. Cette variété de la maladie charbonneuse a été désignée, par MM. Chabert et Fromage, sous le nom de Charbon blanc *(Supplément au Cours complet d'Agriculture de Rozier,* t. 11, p. 336*)*. On l'observe plus souvent chez l'espèce bovine que chez les autres espèces, et la colonne dorso-lombaire en est souvent le siége. Les animaux qui en sont atteints témoignent une grande sensibilité en cette partie, quand on la leur comprime avec la main.

Le charbon qui a son siége dans la bouche consiste souvent en une pustule sur la langue, ou au palais, ou à la face interne de la joue, &.

D'autres fois, c'est une infiltration d'humeur jaunâtre dans l'auge, vers le frein de la langue ; si les pustules et les infiltrations dont il s'agit ne sont pas combattues dès le commencement de leur invasion, elles finissent par s'ouvrir et répandent alors dans la bouche de l'animal une sérosité sanieuse qui, pouvant être introduite dans l'estomac, y occasionnerait de graves accidents.

L'ulcère qui résulte de cette ouverture ronge quelquefois la langue, au point de la faire tomber par lambeaux dans l'espace de quelques jours. Des ulcères de cette nature ont quelquefois rongé le palais jusque dans les nazeaux (**MM.** Chabert et Fromage, *ouvrage déjà cité*).

Les animaux qui sont atteints du charbon dans la bouche, sont tristes; il tombe de leur bouche des glaires plus ou moins abondantes; leurs yeux sont larmoyants; le ventre est souvent tendu par le dégagement de gaz qu'exhalent les aliments contenus dans le système digestif. Dans cette circonstance, il faut inspecter la bouche de l'animal, et l'on ne manque pas d'y trouver la cause de ces désordres.

Ces différentes tumeurs et infiltrations charbonneuses, au fur et à mesure de leurs progrès, s'accompagnent de symptômes variés, suivant la malignité du virus charbonneux, et aussi suivant la position et l'importance des organes malades.

Le charbon extérieur attaque plus fréquemment les grands quadrupèdes domestiques (le bœuf et le cheval) que les autres espèces, qui n'en sont pourtant pas exemptes.

Les oiseaux de basse-cour y sont également sujets,

particulièrement les oies chez lesquelles il se montre souvent aux pattes ; quelquefois il se montre dans le bec, surtout chez les dindons.

Pour le charbon extérieur, il me reste à parler d'une particularité remarquable : c'est du charbon qui attaque un grand nombre de cochons vers la gorge et qui consiste en un engorgement, d'abord peu apparent, qui s'augmente graduellement et au centre duquel il existe un trou dans lequel sont enfoncés plusieurs brins de poil formant un petit faisceau. C'est cette sorte de charbon auquel on a donné le nom de soie. Du reste, le cochon est très sujet au charbon dans la bouche.

CHARBON INTÉRIEUR.

Le charbon intérieur est ainsi nommé, parce qu'il a son siége à l'intérieur du corps. On l'a encore nommé fièvre charbonneuse, parce que, outre les organes sur lesquels il se fixe plus particulièrement, il atteint presque toute l'organisation en même temps, et consiste en une véritable fièvre inflammatoire et gangréneuse, sans apparence de mal à l'extérieur du corps, excepté qu'il y survient quelquefois des engorgements charbonneux pendant le cours de la maladie, qui n'est jamais de longue durée.

La mort des animaux qui en sont attaqués est toujours très-prompte ; et, comme le disent MM. Chabert et Fromage *(ouvrage déjà cité)*, l'animal paraît d'abord étourdi, égaré ; il se plaint, il chancelle, tombe et meurt dans des convulsions plus ou moins violentes, avant que l'on ait pu lui porter le moindre secours.

Le plus ordinairement, dans ce cas, du sang sort par l'anus, par les nazeaux ou avec les urines, ou par toutes ces parties en même temps. L'anus est presque toujours renversé immédiatement après la mort, et les chairs entrent promptement en décomposition. Le corps mort prend une teinte livide et exhale une odeur infecte et insupportable.

D'autres fois, la mort est moins prompte ; il arrive

souvent qu'elle n'a lieu que du troisième au quatrième jour, quelquefois plus tard. Dans tous ces cas, l'animal malade est plus ou moins chancelant ; le pouls est ordinairement petit et accéléré ; il est quelquefois dur dès le début de la maladie, mais s'il faiblit promptement, il annonce alors une mort prochaine. Si l'animal est couché, on le décide difficilement à se lever.

Un symptôme qui ne m'a que rarement trompé, c'est l'irrégularité dans les mouvements de la respiration ; le mouvement de l'expiration est souvent beaucoup plus bref que celui de l'inspiration.

Il y a souvent des symptômes qui précèdent l'apparition du mal. De ce nombre sont la sécheresse et le hérissement des poils sur les reins et sur le dos ; la grande sensibilité que l'animal témoigne en se baissant presque jusqu'à terre, quand on lui comprime ces parties avec la main ; enfin, une gaîté inaccoutumée est souvent aussi un signe précurseur de la maladie.

C'est un fait que j'ai bien souvent remarqué : quand un animal, en rentrant le soir à son habitation, montre une gaîté qui ne lui est pas ordinaire, on peut être presque sûr de le trouver mort le lendemain matin.

A quoi donc attribuer cette gaîté qui précède souvent une mort aussi prochaine ? Quelques personnes qui ont été attaquées du charbon extérieur et qui en ont été guéries, m'ont assuré qu'avant l'apparition du mal elles avaient ressenti, sur la partie qui plus tard en avait été le siége, une sorte de chatouillement, puis d'engourdissement, bientôt suivis d'engorgement et d'une douleur toujours croissante, jusqu'au moment où l'on y avait apporté remède.

Ces faits m'ont été affirmés particulièrement par un homme âgé de 45 ans, qui, en tondant des moutons, fut piqué à la joue par une mouche ; il éprouva, peu de temps après, les sensations dont il vient d'être parlé, et, dès le lendemain matin, il avait, à l'endroit de la piqûre, un engorgement qui fut cautérisé par le docteur Bourgoin, médecin à Selles-sur-Cher. Au bout de quelques jours, la plaie était en suppuration et le malade en pleine convalescence. Dans cet état, il eut l'imprudence de s'exposer à un air froid ; la suppuration fut arrêtée, et il mourut quelques jours après à la suite d'une maladie de poitrine.

La femme d'un meunier de la commune de Poulaines (Indre) fut attaquée, à la joue, d'un engorgement charbonneux, après avoir éprouvé les mêmes sensations. M. Laîné, médecin à Valençay, a cautérisé l'engorgement, et peu de temps après, cette femme fut guérie.

Or, d'après ces faits, quand le cœur doit être le siége du mal, n'est-il pas présumable que le commencement d'excitation fébrile et de chatouillement qui se fait sentir sur cet organe, provoque chez l'animal une gaîté extraordinaire, et que l'état inflammatoire et gangréneux, qui succède immédiatement et tend sans cesse à la destruction du principe vital, arrête les mouvements du cœur et occasionne une mort instantanée? Aussi, toutes les fois qu'un animal est mort subitement et que le ventre s'est ballonné immédiatement après ; que du sang a coulé par les nazeaux, ou par l'anus, ou par l'urètre, ou par toutes ces parties en même temps, je ne crains pas d'affirmer qu'il y a altération au cœur, et l'ouverture du corps mort justifie constamment mon assertion. On ne manque jamais de trouver dans les cavités de cet organe, et quelquefois sur son extérieur, des ecchymoses gangréneuses.

Presque toujours, chez les animaux morts à la suite du charbon intérieur, on trouve à l'ouverture du corps, des collections de sérosité sanguinolente, et souvent du sang en nature, dans les grandes cavités du corps (l'abdomen, la poitrine); on trouve aussi très-souvent des infiltrations glaireuses et diversément colorées, sur un plus ou moins grand nombre des viscères contenus dans ces mêmes cavités. On remarque encore bien communément, sur les membranes séreuses, une grande quantité de petites taches brunes, quelquefois noires, et qui sont autant d'ecchymoses dont la dimension est peu étendue.

Souvent encore on trouve de petites taches dans le tissu cellulaire, après l'enlèvement de la peau. On trouve bien fréquemment vers les épaules et l'encolure, des infiltrations glaireuses, sanguinolentes et bien prononcées. Ces infiltrations existent sur le plus grand nombre des animaux qui meurent à la suite du charbon, et notamment du charbon intérieur.

CAUSES DU CHARBON.

Toutes les émanations putrides provenant de substances végétales ou animales en décomposition, et au milieu desquelles les animaux se trouvent placés, comme aussi, tous les aliments avariés, quels qu'ils soient et dont les animaux sont nourris, sont les principales causes qui favorisent le développement des affections charbonneuses.

Le charbon, une fois déclaré sur un ou sur plusieurs animaux, peut se propager à l'infini par le seul moyen de la contagion, si l'on ne s'y oppose par des moyens convenables.

Quelque contagieux que soit le charbon, il se transmet plus facilement entre des individus de la même espèce, qu'entre des individus d'espèces différentes. Ce fait est remarquable dans toutes les épizooties de cette nature.

Il ne se transmet pas non plus avec la même facilité à tous les individus de la même espèce, et ceux qui le contractent le plus facilement, sont probablement ceux dont l'organisation est plus impressionnable à l'action du virus contagieux.

Les organes d'un même individu ne doivent pas être tous également aptes à devenir le siége de cette maladie, parce que tous ces organes, suivant la disposition particulière dans laquelle chacun d'eux se trouve placé, ne doivent pas être également impressionnables à l'action du virus.

Tous ces faits, constatés par l'expérience, expliquent pourquoi, sur un nombre quelconque d'animaux également placés au milieu d'un foyer contagieux, quelques-uns d'entr'eux seulement contractent la maladie, quand tous les autres ne paraissent pas en éprouver la moindre atteinte.

Je n'ai jamais remarqué que le charbon extérieur ait été communiqué autrement que par le contact immédiat ; il paraît ne pas en être de même du charbon intérieur qui peut se transmettre à des distances plus ou moins considérables, par les seules émanations qui s'exhalent du corps des animaux qui sont atteints du mal, et plus encore de leurs dépouilles après la mort.

Je ne m'étendrai pas davantage sur les causes du charbon, ce serait dépasser les bornes que je me suis prescrites. D'ailleurs, tous les détails dans lesquels je pourrais entrer, se rapportent entièrement aux causes générales qui sont énoncées dans cet article.

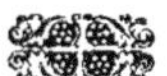

TRAITEMENT DU CHARBON EXTÉRIEUR.

Le charbon extérieur, abandonné aux seuls efforts de la nature, est toujours suivi d'une mort certaine ; mais quand il n'est que local et qu'il n'a pas fait de trop grands progrès, un traitement convenable en triomphe constamment.

Les tumeurs charbonneuses ayant toujours un caractère gangréneux très-prononcé, l'indication consiste à les rappeler dans une disposition plus favorable, afin d'en obtenir une suppuration louable et une prompte guérison.

Le meilleur moyen, pour obtenir ce résultat, consiste à produire sur la tumeur une forte excitation, parce qu'alors la nature réagissant avec toutes les forces dont elle peut disposer, ramène cette tumeur à un état franchement inflammatoire et qui ne manque pas de la conduire à bonne fin.

Dans ce cas, quelques auteurs conseillent de cerner la tumeur par une raie de cautérisation ; de faire ensuite, sur cette tumeur, des incisions distantes les unes des autres de 6 ou 7 centimètres et aussi profondes que le mal l'exige et que le permet la partie malade ; de disséquer la peau ; de saisir l'engorgement avec un crochet de fer et d'en opérer l'extraction ; s'il reste des parties malades, qu'il ne soit pas possible d'extirper, d'appliquer dessus des pointes de feu avec un cautère à bouton, et de panser ensuite la plaie avec l'onguent vésicatoire ; enfin ils conseillent, tant à l'extérieur qu'à l'intérieur, l'usage de médicaments toniques et anti-gangréneux qu'ils ont indiqués.

Ce traitement est parfaitement conforme à l'indication résultant de la nature du mal ; mais il présente deux inconvénients : celui d'être trop compliqué et celui d'effrayer un grand nombre de propriétaires, qui voient toujours avec peine, que l'on pratique sur leurs animaux, des plaies considérables.

Dans le pays que j'habite, le charbon attaque un grand nombre d'animaux, et j'ai été très-souvent appelé à l'effet de leur porter des secours. Quand la maladie n'est que locale et non compliquée, qu'elle ne consiste qu'en une tumeur de petite dimension, je la traverse vers son centre, et depuis sa partie la plus élevée jusqu'à sa partie la plus basse, avec une broche de fer rougie au feu et qui, entrant d'un côté doit sortir du côté opposé afin que l'humeur, qui ne manque pas de s'écouler, ait un libre cours, et que la suppuration qui doit s'établir y trouve aussi une issue facile.

Je laisse cette broche, ainsi passée, environ deux secondes ; la suppuration s'établit au bout de deux ou trois jours, et le mal guérit ensuite comme une plaie ordinaire et sans le secours d'aucun autre moyen.

Si la tumeur est beaucoup plus considérable, si l'animal a de la tristesse, je passe la broche à différents endroits de l'engorgement en laissant entr'eux une distance de 6 ou 7 centimètres ; si la tumeur présente encore plus de gravité, je pratique entre les plaies de cautérisation et sur les côtés de la tumeur, un plus ou moins grand nombre de scarifications par le moyen de coups de flamme, et je fais ensuite lotionner tout l'engorgement avec une infusion de plantes aromatiques dans de l'eau. Enfin, si la maladie me paraît être inquiétante, j'introduis dans les plaies de cautérisation, de la teinture de cantarides, une fois seulement, et j'administre à l'intérieur, de la gentiane ou de la thériaque dans du vin.

Quand le charbon consiste en une infiltration sous cutanée, cas dans lequel il y a ordinairement crépitation quand on passe la main sur le mal, je pratique sur toute la partie malade, des scarifications comme il est dit précédemment, et je frictionne ensuite avec un morceau de vieux linge imbibé de fort vinaigre animé avec du sel de cuisine et du poivre en poudre. Ce simple remède m'a presque toujours réussi, seul, dans les cas de charbon blanc à l'extérieur du corps, même dans la bouche et dans le fondement, ainsi que je l'ai expérimenté plusieurs fois.

Au mois de septembre 1828, un beau cheval de race anglaise, appartenant au prince de Talleyrand, à Valençay, fut pris subitement, étant à l'abreuvoir, d'un violent accès de vertige. Il s'échappa des mains du palefrenier et fut difficile à reprendre. On finit néanmoins par le saisir et le ramener à l'écurie. Là et dans l'intervalle des accès, je lui mis la main sur le crâne, pour m'assurer du degré de chaleur de cette partie. Je sentis sur le front une crépitation bien sensible ; dès lors, il ne fut pas douteux pour moi que la maladie principale était le charbon blanc qui, s'étant d'abord déclaré sur le front sans que l'on s'en fût aperçu, avait ensuite, par le moyen de son extension, pénétré dans le crâne, attaqué les membranes du cerveau et occasionné le vertige.

Je pratiquai sur toute la partie où il y avait crépitation un grand nombre de scarifications, par le moyen de coups de flamme. Cette même partie fut ensuite lotionnée avec du vinaigre, comme il est dit précédemment, et deux heures après, les accès de vertige avaient complètement disparu. L'animal fut encore chancelant dans sa marche ; mais les lotions dont il est parlé ayant été continuées, après trois jours l'animal fut parfaitement guéri sans l'emploi d'aucun autre moyen.

Ce fait prouve que, dans tous les cas, le praticien doit avoir égard à la nature plutôt qu'au siége et au nom de la maladie; car si, dans le cas dont il s'agit, je n'avais pas connu la nature charbonneuse du vertige en question, il est présumable que j'aurais pratiqué de copieuses saignées qui, loin de guérir l'animal, n'auraient fait qu'accélérer sa mort.

Quant au charbon qui a son siége dans la bouche, si c'est le charbon blanc, ce qui se connaît à la couleur jaune et légèrement rosée de l'engorgement, je le traite de la même manière et toujours avec un égal succès.

Si la couleur de ces pustules ou de ces infiltrations charbonneuses est brune ou noire, après avoir incisé la partie malade, il est bon de la cautériser avec la pierre à cautère (potasse caustique), ou avec l'acide muriatique dont on imbibe un morceau de vieux linge attaché au bout d'un petit brin de bois, et que l'on applique sur le mal.

Le charbon chez les oiseaux de basse-cour se traite de la même manière, c'est-à-dire, avec le vinaigre.

Quant au charbon qui attaque le cochon à la gorge, il faut coucher le malade ; cerner d'une incision circulaire le trou dans lequel est enfoncé le faisceau de poils, et extirper dans toute sa profondeur le durillon dans lequel sont implantés ces mêmes poils. Il faut ensuite panser la plaie avec de l'eau-de-vie ou de l'essence de térébenthine; mais, si le mal s'étendait beaucoup sur les parties voisines du trou dont il est parlé, il faudrait cautériser la plaie avec le fer chaud, ou pour le moins avec la pierre à cautère ; pratiquer des scarifications sur tout l'engorgement qu'on lotionnerait ensuite avec le vinaigre préparé comme il est dit précédemment, et ces lotions devraient être faites deux ou trois fois par jour, pendant deux jours seulement ; on les remplacerait ensuite avec de l'eau, dans laquelle on aurait fait infuser des plantes aromatiques.

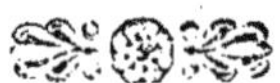

TRAITEMENT DU CHARBON INTÉRIEUR.

Le charbon intérieur, ou fièvre charbonneuse, occasionne presque toujours la mort des animaux qui en sont attaqués. Cependant, quand le charbon blanc, qui se développe souvent à l'intérieur du corps, n'y attaque que les organes les moins essentiels à la vie, tels que le mésentère, l'épiploon, &, il arrive quelquefois que la maladie se prolonge pendant sept ou huit jours; dans ces cas, une irritation forte et permanante à l'extérieur du corps, et surtout sur ses parties les plus basses, telle que des sétons sous la poitrine du cheval, et chez le bœuf à la partie la plus basse du fanon, a quelquefois suffi comme moyen dérivatif pour fixer à l'extérieur une irritation qui s'était d'abord fixée intérieurement où elle était plus dangereuse, et pour opérer la guérison du malade. Dans ces cas, qui sont rares, les excitations dont il s'agit doivent être secondées par l'emploi, à l'intérieur, de médicaments capables de ranimer la contractilité fibrillaire si gravement épuisée dans cette maladie, tels que la gentiane, la thériaque, &, &. Dans le plus grand nombre des cas, il ne faut rien espérer que d'un traitement préservatif en faveur des animaux qui n'en sont pas encore atteints.

Quand la maladie est très-avancée, il arrive souvent que les médicaments les plus innocents agissent sur les organes digestifs épuisés, comme le feraient de véritables poisons ; dans ces cas, que l'on rencontre quelquefois dans la pratique, et qui s'annoncent par la tristesse des malades , leur anxiété, leur marche pénible et chancelante, un pouls très-petit mais accéléré, il faut se garder de prescrire à l'intérieur le moindre traitement, parce que les propriétaires ne manqueraient pas de lui attribuer le surcroit de gravité qu'ils apercevraient dans les symptômes de la maladie.

Observations.

Le charbon intérieur, ou fièvre charbonneuse, qui attaque très-fréquemment les bêtes à laine, dans la Beauce et dans la Brie, y est généralement connu sous les noms de maladies de sang, sang de rate, &, &.

Quelques auteurs prétendent, contrairement à l'opinion d'un grand nombre de vétérinaires praticiens, que la maladie de sang diffère de la fièvre charbonneuse, autant par ses symptômes que par la nature qui la distingue.

Ils disent que la maladie de sang est occasionnée par un excès d'aliments trop toniques et trop riches en principes nutritifs, d'où résulte chez les animaux un sang abondant, épais et trop riche en principes réparateurs ; que cette abondance de sang congestionne tous les organes, force les dernières divisions des vaisseaux capillaires, et même en occasionne la déchirure pour se répandre, soit au-dehors, soit dans les diverses cavités du corps, et que la mort qui en résulte n'est que l'effet de ces congestions et de ces hémorragies. Du reste, ils conviennent que dans cette maladie, la saignée, loin d'être utile, est presque toujours nuisible. Ces auteurs conviennent aussi que dans la Beauce, les bergeries sont basses, mal aérées, trop peu spacieuses, et que les fumiers séjournent trop longtemps dans ces habitations.

Cette théorie brillante en apparence, me semble pourtant s'éloigner de la vérité, car les animaux que l'on soumet à l'engrais reçoivent toujours les aliments les plus substantiels que l'on puisse leur procurer ; ces animaux ne sont soumis à aucun exercice et ne sont pas, pour cela, plus exposés à la maladie de sang que ceux qui sont faiblement nourris.

Chez l'homme, l'apoplexie sanguine est souvent le résultat de l'intempérance, et par cela même d'une trop grande quantité de sang. Aussi, de l'avis des médecins, la saignée est-elle le meilleur moyen que l'on puisse employer pour combattre cette maladie.

Pourquoi donc n'en est-il pas de même dans le cas de cette prétendue maladie de sang ? La raison en est simple : c'est que cette prétendue maladie de sang, qui n'est rien autre chose que la fièvre charbonneuse, est toujours accompagnée d'un ferment gangréneux, qui tend sans cesse à la destruction du principe vital, et que la saignée, dans ce cas, ne peut que favoriser un tel résultat.

Un de ces auteurs dit aussi que la fièvre charbonneuse règne essentiellement dans les pays humides, où il y a beaucoup d'eaux stagnantes qui, étant volatilisées par les chaleurs de l'été, laissent à nu le sol qui les contenait, ainsi qu'une grande quantité d'insectes et de végétaux qui périssent par suite de ce dessèchement, et que les vapeurs malfaisantes qui s'échappent de ces corps en décomposition ont toujours été considérées comme étant la cause de ces affections charbonneuses, et il ajoute : « Or, la maladie de sang des bêtes à laine de la

Beauce, pays sec, cultivé, où l'air est pur et les plantes succulantes, peut-elle être considérée comme étant due à une maladie putride et charbonneuse ? Je ne le pense pas. »

Cet auteur n'ignore pas, je le crois, que nonobstant la salubrité du pays de la Beauce, des bergeries basses, sans autre ouverture que la porte qui est toujours soigneusement fermée, bergeries d'ailleurs presque toujours remplies de fumier et beaucoup trop peu spacieuses pour le nombre, la force et la vigueur des animaux que l'on y loge, doivent dans tous les pays être considérées comme des lieux mal sains. En effet, les émanations, produit de la transpiration cutanée et pulmonaire des animaux, ainsi que celles qui s'éxhalent des fumiers gras et humides, dans l'atmosphère chaude et stagnante de ces habitations, doivent promptement se corrompre, se putréfier ; et, en cet état, étant reportées dans l'organisation par la respiration et par l'absorption de la peau, elles ne peuvent qu'y être la cause première des désordres que l'on remarque dans les affections charbonneuses. Si, à cette insalubrité des bergeries de la Beauce, on ajoute l'avarie d'une grande partie des aliments dont les animaux sont nourris, avarie qui résulte de la pernicieuse habitude du javelage des grains dans ce pays, on ne sera pas étonné que la Beauce, pays sain sous le rapport de la constitution de son sol et de la bonne qualité des plantes qu'il produit, soit souvent le théâtre où le charbon joue un rôle si désastreux pour les propriétaires de bestiaux.

Le même auteur, pour prouver que la maladie de

sang est due à une alimentation trop tonique et trop riche en principes nutritifs, cite entre autres faits, le suivant :

« Au commencement d'août 1842, et lorsque les bêtes à laine de Monsieur Charrier, maire de la commune de Bouilly (Loiret), pâturaient sur les chaumes, la maladie se déclara parmi le troupeau. Monsieur Charrier s'empressa de faire émigrer ses moutons aux rivages de la forêt d'Orléans, et la maladie diminua considérablement pendant trois semaines ; les bêtes, ramenées à la ferme de Bouilly, furent reconduites sur les chaumes, la maladie reparut au bout de douze ou quinze jours ; on retira de nouveau les moutons de ce pacage mortel, et la maladie cessa. »

Ce fait est-il concluant en faveur de l'opinion de l'auteur dont il s'agit ? Je crois, au contraire, que la maladie a diminué ses ravages, parce qu'on avait retiré les animaux d'un lieu infecté du virus contagieux (les chaumes), pour les mettre sur un lieu non infecté (les rivages de la forêt d'Orléans); que, retirés de ce dernier lieu pour les ramener sur les chaumes non encore désinfectés, la maladie a dû recommencer ses ravages jusqu'à ce que les moutons ne fussent plus conduits sur ce chaume infecté.

Je pourrais citer un grand nombre de faits pareils, relativement à la fièvre charbonneuse, mais je citerai seulement les faits suivants :

Au mois de septembre 1826, le garde champêtre de la commune de Villantrois (Indre) avait acheté une vache en foire ; il la conduisit le lendemain sur une prairie soumise à l'usage de la vaine pâture, et sur laquelle allaient paître toutes les vaches de la localité. Après deux jours, cette vache y mourut subitement, et elle fut enterrée dans un champ voisin ; en moins de quatre jours, dix de ces vaches moururent presque toutes subitement : on en conclut, dans la localité, que la prairie avait été empoisonnée par la malveillance.

Monsieur le Maire de la commune de Villantrois m'écrivit de m'y transporter.

Arrivé sur le lieu, d'après les rapports qui me furent faits, ainsi que de l'inspection des peaux des animaux morts, je ne doutai pas que la fièvre charbonneuse était la seule cause de la mortalité.

Je conseillai à Monsieur le Maire de faire retirer les vaches de la prairie, jusqu'à ce que le temps et des pluies pussent en avoir détruit l'infection.

Toutes ces vaches ayant été retirées de la prairie, la maladie cessa ses ravages. Un mois s'était à peine écoulé, on crut que ce temps et des pluies qui étaient tombées avaient dû détruire l'infection de cette prairie ; en conséquence, on y reconduisit les vaches, et en moins de huit jours, il en mourut quatre autres. On retira de nouveau toutes celles qui restaient pour ne les y reconduire qu'après les gelées de l'hiver, et la maladie ne reparut pas.

Au mois de Janvier 1824, Monsieur Pinard, propriétaire à Barzelle, commune de Poulaines (Indre), me fit appeler pour deux cents moutons de Sologne, dont trente environ étaient morts en peu de temps, et presque tous subitement; un seul était malade lors de mon arrivée.

Je demandai s'il n'était pas mort, dans le voisinage, quelques bêtes avant l'invasion de la maladie dans le troupeau dont il s'agit; on me répondit que des voisins avaient perdu plusieurs bêtes, que les chiens en avaient traîné des dépouilles sur les pâturages, et qu'il n'avait pas été pris plus de précautions pour en empêcher, qu'il n'en avait été pris pour les moutons de Monsieur Pinard.

Enfin, on me dit que les moutons mouraient presque tous subitement, que leur ventre se ballonnait peu de temps après la mort, et que beaucoup d'entre eux répandaient du sang par les naseaux. Les peaux, qui me furent présentées, avaient en plusieurs parties, notamment vers les épaules et l'encolure, des infiltrations glaireuses diversement colorées et sanguinolentes: je ne doutai pas, dès lors, que les animaux mouraient à la suite de la fièvre charbonneuse.

Je conseillai à Monsieur Pinard de ne plus remettre ses moutons dans la bergerie infectée du virus contagieux; et comme il n'avait aucun local pour les mettre sans inconvénients pour la santé des autres animaux, je les lui fis mettre dans son jardin où rien d'infect n'avait pu pénétrer. Là, on fit clore avec du bois mort un espace suffisant pour contenir les cent-soixante et quelques moutons qui restaient. Ils y furent placés et y restèrent pendant quinze jours, malgré la gelée et la neige, et aucun d'eux ne s'y trouva malade.

Au bout de ce temps, ils furent remis dans la bergerie qui avait été bien nettoyée et purifiée, suivant le procédé de Monsieur Guiton-Morveau. La maladie ne reparut pas. Le seul mouton qui était malade lors de mon arrivée mourut au bout de deux heures. Le dégel étant venu, les eaux avaient désinfecté les pâturages et les animaux y furent conduits sans aucun résultat fâcheux.

Dans le courant d'octobre 1827, Monsieur Pinard, père de celui dont il vient d'être parlé, me fit appeler pour deux chevaux malades, dans son domaine de la Chapelle-des-Combes, commune de Poulaines (Indre); j'étais absent ; je m'y transportai le lendemain, les deux chevaux étaient morts.

D'après les renseignements qui me furent donnés, je reconnus que ces deux chevaux étaient morts à la suite de la fièvre charbonneuse. Je demandai s'il n'était pas mort dans le voisinage quelques animaux à la suite d'une maladie semblable à celle qui avait fait périr les deux chevaux. On me répondit que depuis environ un mois, il était mort, dans le domaine où avaient péri les deux chevaux, environ quarante moutons, presque tous subitement, que leur ventre s'était ballonné peu de temps après la mort, et que beaucoup d'entre eux avaient rendu un sang écumeux par les naseaux ; enfin, qu'il en mourait encore souvent.

Je me fis conduire dans la bergerie où étaient environ soixante moutons, restant d'un cent dont avait été composé le troupeau, qui me parurent en bon état de santé. Je remarquai, sur des bâtons fixés au plancher de la bergerie, cinq ou six peaux provenant des moutons les derniers morts. Ces peaux présentaient en différentes parties, et notamment vers les épaules et l'encolure, des congestions sanguines, glaireuses et plus ou moins colorées.

Je défendis de dépouiller les moutons, s'il en mourait encore, et surtout de conserver les peaux dans la bergerie.

Je fis la remarque que dans une muraille de séparation, entre cette bergerie et l'écurie dont il est déjà parlé, se trouvait une large ouverture provenant de la vétusté de cette muraille ; j'en conclus que c'était par cette voie que la maladie avait été transmise, par les moutons, aux deux chevaux nouvellement morts.

Je conseillai à Monsieur Pinard de bien faire nettoyer et purifier l'écurie et la bergerie et avant tout, de retirer de cette même écurie deux chevaux qui y restaient.

Ces deux chevaux furent immédiatement placés dans une autre écurie, distante du domaine d'environ trois cents mètres ; ils y restèrent bien portants pendant un mois. Au bout de ce temps, le domestique, chargé de les soigner pendant la nuit, demanda et obtint de Monsieur Pinard l'autorisation de les remettre dans leur ancienne écurie. Ils y furent conduits en effet ; mais le lendemain ils s'y trouvèrent malades et moururent tous les deux dans la même journée.

Je fus appelé de nouveau ; je demandai si tout ce que j'avais prescrit avait été exécuté ; on me répondit affirmativement. Je me transportai dans la bergerie où, sur les bâtons dont j'ai déjà parlé, étaient étendues les peaux de quatre moutons nouvellement morts.

Je dis alors à Monsieur Pinard, qu'avec des personnes aussi superstitieuses et aussi ignorantes que celles qui habitaient son domaine, il n'y avait rien à espérer. Aussi, non-seulement ses quatre chevaux sont morts, mais encore ses cent moutons.

Ces faits, auxquels j'en pourrais joindre beaucoup d'autres, prouvent surabondamment que les bons résultats que l'on obtient de l'émigration des animaux, dans le cas de maladies contagieuses et souvent épizootiques, ne sont pas dus au changement de l'alimentation des animaux, mais bien à ce qu'on les a retirés d'un lieu infecté de virus contagieux, pour les transporter sur un lieu sain; que là, la maladie cessant ses ravages, les recommence si l'on ramène les animaux sur le lieu d'où on les avait d'abord retirés avant que d'en avoir détruit l'infection, ou que cette infection n'ait été détruite par le temps.

L'auteur déjà plusieurs fois cité, dit que ce qui distingue essentiellement la maladie de sang de la fièvre charbonneuse, c'est que la maladie de sang n'est pas contagieuse, et qu'à l'ouverture des corps qui en sont morts, on trouve le sang coagulé, tandis que dans le cas de fièvre charbonneuse, le sang est incoagulable.

J'ai fait l'ouverture d'un très-grand nombre de corps morts à la suite de la fièvre charbonneuse, aussi bien chez les grands animaux domestiques que chez les bêtes à laine; j'ai souvent trouvé beaucoup de sang coagulé dans les gros vaisseaux, vers le cœur. Bien souvent aussi, j'ai trouvé ce liquide animal dans un état opposé : j'ai remarqué que souvent le sang est ainsi coagulé quand la mort a été prompte, surtout quand elle a été immédiatement précédée ou suivie de ces transudations séreuses et sanguinolentes que l'on remarque si souvent dans les affections charbonneuses. D'ailleurs, je crois que les qualités du sang après la mort peuvent dépendre de la disposition des animaux eux-mêmes pendant leur vie, aussi bien que de la nature de la maladie à laquelle ils ont succombé.

Dans la partie du Berry, connue sous le nom de Champagne, entre Châteauroux, Buzançais, Lévroux et Issoudun, la fièvre charbonneuse occasionne de grands ravages, surtout parmi les bêtes à laine. Cette maladie y est généralement connue sous les noms de maladie de sang, sang de rate, mouroy, &, &. Là comme en Beauce, le pays est sain, le sol n'est pas fertile, mais les plantes qu'il produit quoique peu abondantes sont de bonne qualité ; les grains y sont presque généralement coupés à la faucille, et le peu qu'il en reste dans les champs après l'enlèvement des gerbes est ramassé par les glaneuses d'abord, ensuite par les oies, de sorte qu'il n'en reste que très-peu pour les bêtes à laine ; et l'on peut dire avec vérité que, dans ce pays, les bêtes à laine ne trouvent dans les pâturages qu'une nourriture peu abondante.

A la bergerie, pendant l'hiver, elles ne mangent que de la paille dans laquelle elles ne trouvent que peu de grain par rapport à la manière dont les blés et autres céréales sont battus dans ce pays.

Ce n'est donc pas l'excès de nourriture qui occasionne chez les bêtes à laine, dans le Berry, la maladie de sang; mais dans ce pays, comme en Beauce, les bergeries sont généralement trop petites pour le nombre, la force et la vigueur des animaux que l'on y loge; elles n'ont pour ouverture que la porte que l'on tient toujours fermée pendant l'hiver pour garantir les animaux d'une température froide, et pendant l'été, pour les faire transpirer davantage, afin de donner du poids à leur laine; les fumiers n'en sont sortis qu'une ou deux fois par an.

C'est dans ces sortes d'étuves que les bêtes sont obligées de vivre; elles ne peuvent respirer l'air pur et frais que lorsqu'elles sont dans les champs.

Je pense donc que cette insalubrité choquante des bergeries, dans le Berry comme dans la Beauce, est la principale cause de la maladie de sang des bêtes à laine.

Quant à l'opinion du même auteur qui prétend que la maladie de sang n'est pas contagieuse, je suis d'autant moins de son avis, qu'outre mon opinion personnelle, je lis présentement dans le neuvième volume du cours complet d'agriculture de Rozier, page 70, article relatif à la maladie de sang, ce qui suit; c'est Monsieur l'abbé Tessier qui parle, et il s'exprime ainsi à l'occasion des animaux morts à la suite de cette maladie:

« Malgré l'appât du gain, on ose à peine en écorcher la peau, dans la crainte que quelques gouttes de sang ne jaillissent sur le visage ou sur les mains, et n'occasionnent des maux dangereux. »

Au bas de cette même page est une note de Monsieur Thorel, ainsi conçue :

« On agit bien différemment dans le diocèse de

Lodève, en bas Languedoc ; la maladie dont il s'agit est enzootique dans un certain nombre de paroisses; nous pouvons citer Saint-Jean-de-la-Bloquière, le Bose, le Puech, Celles, Véron, Sasselles. la Roquette, & ; les paysans lèvent les peaux de tous les moutons qui périssent, sans en excepter un seul, aussi sont-ils souvent victimes de leur imprudence. En 1784, j'en vis quelques-uns enlevés dans l'espace de trois jours, par une espèce d'Anthrax (le charbon). »

Si ces faits, joints à l'opinion du plus grand nombre des vétérinaires praticiens, ne suffisaient pas pour convaincre les plus incrédules, que ceux d'entre eux qui ont des troupeaux atteints de la maladie de sang achettent des moutons de Sologne, qui sont toujours mal nourris ; qu'ils les mettent parmi leurs troupeaux malades sans augmenter leur nourriture, et ils verront si, en moins de quinze jours, ces bêtes de Sologne ne seront pas également atteintes.

RÉSUMÉ

—

De tout ce qui précède, et notamment de l'identité des symptômes et des lésions organiques que l'on remarque après la mort, et tels qu'ils sont décrits par les auteurs dans le cas de la fièvre charbonneuse et de la maladie de sang, il résulte : 1° que la maladie de sang et le charbon intérieur, ou fièvre charbonneuse, ne sont qu'une seule et même maladie, connue sous différents noms, suivant les pays, et même suivant les localités. 2° Que cette maladie ne consiste pas, comme on l'a dit et comme le croient encore beaucoup de propriétaires de bestiaux, en un excès de sang, puisque la saignée, dans ce cas, est plutôt nuisible qu'utile aux animaux qui en sont attaqués. 3° Que les transudations sanguines et les hémorragies si communes immédiatement avant ou immédiatement après la mort, ne sont pas non plus le résultat d'un excès de sang forçant les dernières divisions des vaisseaux capillaires, mais qu'elles paraissent plutôt être occasionnées par un mode de sensibilité anormale et particulière de ces mêmes vaisseaux : mode de sensibilité qui résulte du caractère de la maladie, et qui permet au sang ce passage contre nature. 4° Que les plus grands ravages occasionnés par cette maladie sont dus essentiellement à sa propriété contagieuse, et qu'elle ne se développe naturellement que chez les animaux qui vivent habituellement au milieu d'une atmosphère chargée d'émanations putrides, qu'elle qu'en soit la source, ou qui sont nourris avec des aliments avariés.

Partant de ces principes, si j'avais l'honneur d'être appelé à l'effet de donner des conseils aux propriétaires de bestiaux, je leur dirais :

Comme moyens préservatifs, que les habitations de vos bestiaux soient saines, propres, bien aérées, et qu'elles soient assez spacieuses pour le nombre, la force et la vigueur des animaux que vous voulez y loger ; que les ouvertures en soient toujours libres quand les animaux sont dehors, et même quand ils sont au-dedans, si la température le permet ; que les bergeries soient nettoyées au moins une fois tous les deux mois ; enfin, que vos animaux ne soient nourris qu'avec des aliments bien récoltés.

Avec toutes ces conditions de salubrité, vous n'aurez guère à craindre pour vos bestiaux, sous le rapport de la maladie, que la seule contagion qu'il importe d'éviter par tous les moyens possibles.

Par exemple, si vos voisins ont perdu quelques bêtes à la suite du charbon ou d'autres maladies contagieuses, veillez à ce que vos animaux n'aient aucune communication avec les leurs ; veillez aussi à ce que leurs animaux morts soient enterrés suivant les prescriptions établies par la loi, afin que les chiens ou autres animaux ne puissent en porter les dépouilles sur vos propriétés.

S'il meurt chez vous un ou plusieurs animaux à la suite de semblables maladies, et s'ils sont morts dans les champs, faites les enterrer sur la place en faisant enfouir avec les corps morts, le sang et autres humeurs que ces corps auraient pu répandre sur le sol, et évitez en même temps de faire paître les animaux sains sur les pacages où auraient pâturé les malades.

Si les animaux sont morts dans leurs habitations, faites transporter leurs corps morts en un lieu un peu éloigné du domaine pour les y faire enterrer de la manière ci-dessus prescrite, et de sorte que les chiens ou autres animaux ne puissent les déterrer.

Ensuite faites sortir tout le fumier qui se trouve dans l'habitation et sur lequel les animaux sont morts ou ont été malades ; faites conduire ce fumier dans les champs pour le faire immédiatement couvrir avec la charrue ; ou mieux encore, laissez-le dans la cour, en le faisant bien couvrir avec du fumier non infecté du virus contagieux.

Pour transporter les animaux morts de l'habitation jusque sur le lieu où l'on veut qu'ils soient enterrés, il ne faut pas les faire traîner sur la terre, mais les conduire sur une charrette ou un tombereau si ce sont de grands animaux, et sur une brouette si ce sont des moutons. Ces équipages devront ensuite être placés dans un lieu où aucun animal ne puisse aller les flairer avant qu'ils n'aient été bien nettoyés.

On aurait tort de croire qu'en prenant toutes ces précautions, on doit sûrement préserver les animaux sains de cette redoutable maladie, car il suffit qu'un chien apporte sur les pâturages ou sur les lieux qui avoisinent le domaine, quelques parties des dépouilles d'animaux qui en sont morts, pour qu'elle se propage dans le domaine et même dans toute la contrée, si l'on ne s'y oppose par les moyens indiqués.

Si la maladie était épizootique chez les grands animaux domestiques, il serait bon de passer des sétons : au cheval, sous la poitrine, en graissant le galon avec l'onguent vésicatoire, une fois seulement, ensuite avec l'onguent suppuratif.

Chez le bœuf, il faut placer le séton à la partie la plus basse du fanon, puis attacher au galon deux ou trois petits brins de racine d'ellébore noir (pied de grifon) ; à leur défaut, un brin de jeune pousse de clématite (viorne) auquel on ôte l'épiderme (première écorce) et que l'on passe sous la peau. Quand ce séton a produit un engorgement de la grosseur d'un litre et même moins chez les jeunes animaux, on ôte l'herbe et on ne laisse que le galon, qu'on a le soin de tourner une fois par jour seulement : on obtient souvent de ces sétons un très bon résultat comme moyen préservatif.

Il est de rigueur de ne remettre les animaux sains

dans les habitations infectées qu'après les avoir bien nettoyées et purifiées.

A cet effet, il faut mettre dans une quantité d'eau déterminée, environ la centième partie d'acide sulfurique (huile de vitriol); avec ce mélange, et au moyen d'un mauvais linge attaché au bout d'un bâton, bien laver les crèches, les râteliers ainsi que les murs jusqu'à la hauteur d'un mètre, s'il s'agit de l'habitation de petits animaux, et d'un mètre soixante centimètres relativement à des animaux de grande espèce.

Le lendemain de cette opération, il faudra faire des fumigations de gaz acide muriatique sur oxigéné (le pharmacien indique la manière de les faire). Il me suffira de dire que les animaux ne doivent pas être dans l'habitation pendant ces fumigations ; d'ailleurs, il est toujours bon d'avoir un vétérinaire pour procéder à ces opérations.

Il est bon aussi, même après ces fumigations, de mettre dans les habitations ainsi parfumées, des chlorures de soude ou de chaux.

Si, malgré toutes les précautions dont il s'agit, la maladie se déclarait chez vous et vous faisait éprouver de grandes pertes, changez d'habitation ; mettez les animaux dehors et dans des lieux non infectés : à la rigueur, il vous restera la ressource de faire émigrer vos animaux sains, moyen infaillible quand il est mis en usage avec discernement et avec toutes les précautions convenables.

Je ne partage pas l'opinion des auteurs qui disent que les bains sont plutôt nuisibles qu'utiles dans le cas de cette maladie. Quand il fait chaud et sec, un bain dans une eau courante a pour avantage de donner du ton aux solides organiques, de favoriser la transpiration insensible, et, surtout, de débarrasser l'extérieur du corps du virus contagieux dont il peut être impreigné. Aussi, j'ai souvent obtenu de bons résultats de cette opération, surtout pour les bêtes à laine et dans des cas où la maladie frappait les animaux avec une extrême rapidité.

Telles sont les causes, les symptômes, la marche, la nature et la terminaison des affections charbonneuses chez les différentes espèces d'animaux domestiques, ainsi que les lésions organiques que l'on découvre à l'ouverture des corps après la mort.

Chez l'homme, le charbon extérieur s'annonce à peu près sous les mêmes formes que chez les autres espèces, et ne peut être combattu avec succès que par les moyens employés chez ces dernières.

Quant au charbon intérieur, tout porte à croire que l'espèce humaine n'en est pas plus exempte que les autres espèces ; et si les auteurs qui ont écrit sur les maladies de l'homme n'en ont pas parlé spécialement, il est présumable qu'ils en ont parlé sous d'autres dénominations.

J'ai connu plusieurs personnes qui sont mortes subitement, et sur les cadavres desquelles on a remarqué toutes les altérations organiques que l'on observe sur les corps des animaux morts à la suite du charbon intérieur.

Quelques médecins ont attribué la mort de ces personnes à une attaque d'apoplexie foudroyante ; mais dans les cas d'apoplexie, à l'exception de la mort qui est également prompte, on n'observe pas sur les cadavres les autres signes qui caractérisent les corps d'animaux morts à la suite du charbon intérieur, tels que le ballonnement du ventre et la putréfaction des chairs immédiatement après la mort, ainsi que la mauvaise odeur qui en résulte ; enfin, on ne remarque pas ces fréquentes hémorragies par les voies naturelles comme elles ont lieu sur les corps morts à la suite du charbon intérieur.

Le docteur Bichat, dans ses recherches sur la vie et la mort, page 306, a dit :

« J'ai déjà eu l'occasion de disséquer plusieurs cadavres dont la mort avait été précédée d'une congestion sanguine dans le système capillaire de la face, du cou, et même de la poitrine. Ce système présentait un engorgement et une lividité remarquables dans toutes ces parties et j'ai trouvé, en ouvrant les artères et les veines, dans celles du cou et de la tête spécialement, un sang écumeux et melangé de beaucoup de bulles d'air. J'ai appris que l'un de ces sujets avait péri subitement dans des affections convulsives des muscles pectoraux ; je n'ai pu avoir de renseignements sur les autres. Au reste, ceux qui ont l'habitude des amphithéâtres, doivent avoir observé ces sortes de cadavres qui se putréfient promptement avec une odeur insupportable; ils ont remarqué aussi que l'air, dans les vaisseaux, a préexisté à la putréfaction. Je soupçonne que, dans tous ces cas, la mort a été produite par le passage subit de l'air du poumon dans le sang. »

Je ne veux pas réfuter l'opinion de l'auteur en ce qui concerne la possibilité du passage de l'air du poumon dans le sang, mais je ne puis être de son avis quant à la cause qui a produit la mort des cadavres dont il a parlé ; car si l'on fait périr un animal par l'insufflation de l'air dans les veines, par exemple, dans la jugulaire, l'animal meurt subitement ; et à l'ouverture du corps après la mort, on trouve beaucoup de bulles d'air mélangées dans le sang ; mais on ne remarque aucune congestion sanguine dans le tissu cellulaire sous cutané, et les chairs ne répandent pas de suite une odeur insupportable, ainsi que cela a lieu sur tous les corps morts à la suite du charbon intérieur.

De là, je conclus que les personnes dont j'ai parlé précédemmeut n'ont pas péri à la suite d'une attaque d'apoplexie foudroyante, et que les cadavres dont a parlé le docteur Bichat n'ont pas péri par le passage subit de l'air des poumons dans le sang, mais que les uns et les autres doivent bien avoir péri à la suite du charbon intérieur ou fièvre charbonneuse.

Le charbon, quelles que soient la forme et les circonstances dans lesquelles il se déclare, est toujours très contagieux, et ses principales causes consistent, comme je l'ai déjà dit, en des émanations putrides au milieu desquelles les animaux sont placés, et c'est essentiellement dans des habitations mal saines et mal aérées que s'accumulent et se putréfient les émanations de cette nature.

Les propriétaires de bestiaux sont donc blâmables, et je dirai même coupables, de loger leurs animaux dans de telles habitations, attendu que, par ce moyen, ils leur font contracter des maladies qui se communiquent souvent aux bestiaux de leurs voisins.

Des lois ayant pour but d'empêcher la propagation des maladies contagieuses, ont été promulguées à différentes époques; mais outre qu'elles ont rarement été exécutées, elles sont très insuffisantes.

Par exemple, elles intiment à tout propriétaire qui a des animaux morts à la suite de maladies contagieuses, de les faire enterrer suivant les prescriptions qu'elles indiquent. Mais peut-on condamner un propriétaire parce qu'il n'a pas fait enterrer un mouton, quand rien ne constate que ce mouton est mort à la suite d'une maladie contagieuse? Non, sans doute, puisque la loi dit à la suite de maladies contagieuses.

Il serait donc à désirer, pour ôter tous prétextes d'ignorance à cet égard, qu'aux pénalités déjà établies par les lois, on ajoutât ce qui suit.

1° Tout propriétaire de bestiaux sera tenu, sous peine d'amende, de ne les loger que dans des habitations saines, propres et bien aérées; et autant que possible, de ne les nourrir qu'avec des aliments sains et bien récoltés.

2° Tout propriétaire qui aura un ou plusieurs animaux morts, et quelle que soit la nature du mal auquel ils auront succombé, sera tenu, sous la même peine d'amende, de les faire enterrer suivant les prescriptions établies par la loi.

3° Tout propriétaire qui, en faisant enterrer des animaux, n'aura pas pris toutes les précautions nécessaires, sera passible de la même peine, s'ils sont déterrés par des chiens ou autres animaux.

Beaucoup de personnes diront, sans doute, que de telles mesures seraient d'une extrême rigueur : mais le propriétaire qui, soit par ignorance ou par un intérêt mal entendu, ferait contracter à ses animaux, en les logeant dans des habitations mal saines, des maladies contagieuses et mortelles, au risque de faire transporter ces mêmes maladies aux bestiaux de ses voisins, serait-il moins blâmable que le propriétaire qui ferait brûler sa maison, au risque d'incendier celle de son voisin? et l'autorité, dans ce cas, ne serait-elle pas bien fondée à intervenir pour faire cesser de tels abus?

Il appartient à son excellence le Ministre de l'agriculture, du commerce et des travaux publics, de formuler un projet de loi sur cette importante matière, et de le soumettre à l'approbation de Sa Majesté l'Empereur, dont la constante sollicitude s'étend à tout ce qui a rapport aux intérêts matériels du pays.

Pour qu'une telle loi produisît tous les bons effets qu'on aurait le droit d'en attendre, il serait à désirer qu'il y eût dans chaque canton un vétérinaire qui, conjointement avec les autorités locales et les gardes-champêtres, serait chargé d'en surveiller l'exécution.

Ces vétérinaires devraient, à la fin de chaque année, adresser au sous-préfet de leur arrondissement un rapport sur les maladies qui auraient régné dans le canton avec indication de leurs causes présumées, de leur caractère et des moyens qu'il conviendrait de mettre en usage pour en éviter le retour.

Au moyen d'une surveillance active de la part de ces vétérinaires, appuyée du concours légal de l'autorité, on verrait bientôt se réduire à un très petit nombre les maladies contagieuses et épizootiques qui, autrefois, ravageaient certaines provinces et qui, aujourd'hui encore, occasionnent de si grands désastres dans certaines contrées de la France, particulièrement dans la Brie, dans la Beauce et dans le Berry.

FIN.

Typ. Joubert-Moreau, à Romorantin.

www.ingramcontent.com/pod-product-compliance
Ingram Content Group UK Ltd.
Pitfield, Milton Keynes, MK11 3LW, UK
UKHW021034180726
13838UKWH00004B/1799